Gicht Ratgeber
Das Selbsthilfebuch

Der Leitfaden mit allem Wissenswerten und Behandlungsstrategien bei einer Gichterkrankung - inkl. Stufenplan zur erfolgreichen Behandlung

Markus Dahlmann

INHALT

Das erwartet Sie in diesem Buch

Liebe Leserinnen, liebe Leser,
wenn Sie sich dieses Buch zugelegt haben, dann möchten Sie bestimmt mehr Hintergrundwissen über die Krankheit Gicht erfahren und womöglich einen Weg finden, um Ihre Erkrankung auf natürlichem Weg in den Griff zu bekommen.

Gicht hat sich mittlerweile zu einer Wohlstandserkrankung in den westlichen Industrieländern entwickelt. Die Prävalenz, also die Gesamtanzahl der Fälle in einer definierten Population, steigt stetig an und auch die Inzidenz, welche die Anzahl der neu aufgetretenen Fälle anzeigt, nimmt immer weiter zu. Der Hauptgrund für die Gichtentstehung ist dabei eine meist erblich bedingte Stoffwechselerkrankung zusammen mit einer oftmals falschen und übermäßigen Ernährung, meistens verbunden mit einem Bewegungsmangel. Durch die stetig steigende Anzahl von Gichtpatienten ist die Krankheit schon längst nicht mehr nur gesundheitlich, sondern auch ökonomisch in den Fokus gerückt. Über 20 Prozent der Bevölkerung Deutschlands sind davon betroffen, viele davon wissen nichts von ihrer Erkrankung. Die Behandlungs- und vor allem Folgekosten sind durch die vielseitigen Begleitsymptome, welche vor allem bei der chronischen Form eine Rolle spielen, enorm. Aus diesem Grund werden immer neuere Therapieempfehlungen und Behandlungsleitlinien entwickelt, um die Krankheit schon in ihren Anfängen adäquat behandeln zu können, denn Gicht ist eine der wenigen Erkrankungen aus dem rheumatischen Formenkreis, welche heilbar ist und sich auch mit einer nicht-medikamentösen Behandlung, wie zum Beispiel einer Ernährungsumstellung, gut therapieren lässt.

In diesem Ratgeber erfahren Sie, was Sie über Gicht und die schulmedizinischen Behandlungsansätze wissen müssen, welche Nahrungsmittel Sie besser vermeiden sollen. Sie erfahren, wie Sie ein Ernährungstagebuch führen und damit Ihre Essgewohnheiten erkennen und anpassen können. Im Anschluss zeige ich Ihnen noch weitere alternative Heilmittel auf, wie Sie Ihre Gicht behandeln und somit selbst zur Linderung oder sogar Heilung Ihrer Gichtsymptome beitragen können.

Gicht – eine Volkskrankheit

WAS VERSTEHT MAN UNTER GICHT?

Gicht, die klinische Bezeichnung ist Polyarthritis urica, gehört zu den Erkrankungen aus dem sogenannten rheumatischen Formenkreis. Darunter versteht man einen Sammelbegriff für unterschiedliche rheumatische Erkrankungen, meist im Volksmund auch einfach nur als „Rheuma" bezeichnet.

Dazu zählen aber unterschiedliche Krankheitsbilder. Die häufigsten stelle ich Ihnen hier kurz vor.

1. Die häufigste Form ist die sogenannte Rheumatoide Arthritis (früher auch chronische Polyarthritis oder allgemein Rheuma genannt). „Poly" steht dabei für eine Vielzahl betroffener Gelenke und Arthritis bezeichnet die Gelenkentzündung. Es ist die häufigste entzündliche Gelenkerkrankung und wird auch zu den sogenannten Autoimmunerkrankungen gezählt. Der Körper bekämpft dabei durch eine Fehlregulation die eigenen Gelenke. Die Erkrankung kann in jedem Lebensalter auftreten, meist jedoch zwischen dem vierzigsten und dem sechzigsten Lebensjahr. Die Ursache der Erkrankung ist immer noch unklar.

2. Die Arthritis psoriatica, auch Schuppenflechten-Arthritis genannt, ist eine in Schüben verlaufende entzündliche Gelenkerkrankung, die zusammen mit einer Schuppenflechte auftritt. Es wird vermutet, dass gewisse Bakterien oder Viren für die Fehlregulation des Immunsystems verantwortlich sind. Durch ein vermehrtes Auftreten in betroffenen Familien wird auch eine erbliche Komponente vermutet. Die Erkrankung kann auch in jedem Alter auftreten und ist bei Männern und Frauen etwa gleich häufig beobachtbar.

3. Die *Bechterew'sche Krankheit*, oder auch *Morbus Bechterew* oder *Spondylitis ankylosans* genannt, ist ebenso eine chronische Erkrankung, wobei hier meistens die Entzündungen in der Wirbelsäule zu finden sind. Schreitet die Erkrankung unbehandelt fort, können sich Versteifungen bis hin zu dauerhaften Fehlstellungen entwickeln. Auch hier ist das Erkrankungsalter weitgefächert, doch vorwiegend tritt sie erstmals zwischen dem 2. und 3. Lebensjahrzehnt auf. Typisch sind belastungsunabhängige Schmerzen im unteren Lendenwirbelbereich und im Kreuzbein. Der Verlauf kann unterschiedlich stark ausgeprägt sein.

4. Die *Polymyalgia rheumatica* oder *Riesenzellarteriitis*: Diese etwas verwirrende Krankheitsbezeichnung stammt aus früheren Zeiten, in denen man die Krankheit noch schlecht beschreiben konnte. Poly steht dabei wieder für eine Vielzahl an Entzündungen, Myalgia bezeichnet Muskelschmerzen und rheumatica bedeutet „fließend". Bei dieser Erkrankung, welche sich durch Muskelschmerzen äußert, sind allerdings die Arterienwände der durchfließenden Blutgefäße entzündlich verändert und für die Schmerzsymptomatik zuständig. Bei histologischen Untersuchungen der

Gefäße kann man sogenannte Riesenzellen, das sind bestimmte Immunzellen im Blut, feststellen, daher der Name Riesenzellarteriitis. Die Erkrankung gehört somit zu den Vaskulitiden, den Gefäßerkrankungen. Als Ursache werden Virusinfektionen, andere rheumatische Erkrankungen oder bestimmte Medikamente diskutiert. Auch sie kann in jedem Lebensalter auftreten.

5. Das *Sjögren-Syndrom* bezeichnet eine Gruppe systemischer, das heißt den ganzen Organismus betreffender, Bindegewebserkrankungen, auch Kollagenosen genannt, mit unbekannter Ursache. Frauen sind bis zu 9-mal häufiger betroffen. Sie können als eigenständige Erkrankung oder als Begleitgeschehen bei anderen entzündlichen Erkrankungen auftreten. Als erstes Anzeichen sind meist die Tränen- und Speicheldrüsen betroffen, was sich in Augen- und Mundtrockenheit bemerkbar macht. Im weiteren Verlauf werden weitere Drüsen und Gelenke befallen.

6. Der *Systemische Lupus Erythematodes* (SLE) gehört auch zu den Autoimmunerkrankungen, bei denen sich das Immunsystem gegen zahlreiche körpereigene Strukturen richten und zu vielfältigen Symptomen führen kann. Typisch ist eine

schmetterlingsförmige Rötung über den Wangen und dem Nasenrücken, meist verbunden mit einer ausgeprägten Sonnenempfindlichkeit. Zudem leiden die Betroffenen meist unter Müdigkeit und Abgeschlagenheit sowie Fieber. Es können durch die Immunreaktionen auch innere Organe befallen sein.

7. Die *Reaktive Arthritis*: Hier treten die Gelenkentzündungen einige Tage bis Wochen nach einer gelenkfernen Infektion mit bestimmten Krankheitserregern auf, beispielsweise bakterielle Infektionen des Darms oder der Harn- oder der Atemwege. Auch hier sind die genauen Ursachen noch unklar, es wurde aber nachgewiesen, dass Bakterienbestandteile in der Gelenkflüssigkeit vorhanden waren, welche wiederum die Entzündungsreaktionen ausgelöst haben könnten. Auch hier wird eine genetische Veranlagung vermutet.

Insgesamt zählen über 450 Krankheitsbilder zu dem rheumatischen Formenkreis dazu. Neben den rheumatischen Erkrankungen gehören auch die degenerativen Gelenks- und Wirbelsäulenerkrankungen wie z. B. die Arthrosen, dazu. Aber auch die sogenannten Fettgewebserkrankungen sowie bestimmte Stoffwechselstörungen, welche mit rheumatischen Symptomen einhergehen. Beispiele hierfür sind die Osteoporose und, wobei wir wieder zurück beim Thema wären, die Gicht. Als Gemeinsamkeit haben sie alle meist einen chronischen Verlauf, der mit Schmerzen und Bewegungseinschränkungen einhergeht. Sie sind in allen Altersklassen anzutreffen und Frauen sind dabei meistens häufiger betroffen als Männer.

Nun aber wieder zurück zur Polyarthritis urica, der Gicht. Ursächlich für das Krankheitsbild sind erhöhte Harnsäurewerte, welche laut klinischer Studien bei ca. einem Fünftel der Bevölkerung vorkommen, zumeist allerdings asymptomatisch. Das heißt, dass die Betroffenen keine Beschwerden haben und zumeist nichts von ihrer Erkrankung wissen. Nur 1 bis 2 Prozent davon sind Gichtpatienten mit ausgeprägten Symptomen. In den allermeisten Fällen sind hier aber, im Gegensatz zu den anderen rheumatischen Erkrankungen, Männer betroffen. Frauen sind durch die weiblichen Hormone in einem gewissen Rahmen geschützt und sind, wenn überhaupt, dann meist erst ab den Wechseljahren betroffen.

WAS SIND DIE URSACHEN DER GICHTERKRANKUNG?

Normalerweise besteht ein Gleichgewicht zwischen dem Harnsäureaufbau und ihrer Ausscheidung über die Nieren. Die Harnsäuremenge ist dabei abhängig von Alter, Geschlecht und der Ernährung. Als Hauptursache für die Entstehung von Gicht gilt ein Ungleichgewicht im sogenannten Purinstoffwechsel, was zu einer vermehrten Harnsäurekonzentration im Blut führt. Verantwortlich dafür sind meist vielfältige Faktoren. Dazu gleich mehr. Zuerst möchte ich Ihnen noch kurz erklären, was eigentlich genau Harnsäure ist, wie sie entsteht und warum sie Probleme verursachen kann.

Harnsäure ist das Abbauprodukt der Purinbasen. Sie stellen hauptsächlich die Bausteine der Erbsubstanz DNS (Desoxyribonukleinsäure) und RNS (Ribonukleinsäure) dar, sind aber auch am Energiestoffwechsel und bei der Bildung von Enzymen beteiligt. Wenn Zellen im Körper im Rahmen der Geweberneuerung absterben, was im Körper täglich passiert, fallen die freigesetzten Erbsubstanzen an. Beim natürlichen Abbau dieser

Nukleinsäuren entsteht in den Leberzellen über verschiedene Zwischenschritte die Harnsäure. Sie wird von der Leber ins Blut abgegeben. Ausgeschieden wird dieses Abbauprodukt zu über 75 Prozent renal, das heißt über die Nieren, und der Rest über den Schweiß, den Speichel und den Darm.

Der Normalbereich für die Harnsäurekonzentration im Blut liegt bei Männern zwischen 3,5 und 7,0 Milligramm pro Deziliter und bei Frauen zwischen 2,5 und 5,7 Milligramm pro Deziliter. Ab einer Konzentration von 6,8 Milligramm pro Deziliter ist die Harnsäure im Blut gesättigt, das heißt, sie ist nicht mehr löslich und fällt schließlich als kleine, nadelförmige Stäbchen aus. Diese Stäbchen bestehen aus dem sogenannten Harnsäuresalz, dem Urat. Daher bezeichnet man diese Kristalle auch als Uratkristalle. Stoffwechselvorgänge, welche zu einem verminderten Blut-pH-Wert führen, also zu einer Übersäuerung des Organismus, auch Acidose genannt, können die Ausfällung weiter begünstigen. Dabei unterscheidet man bei diesen Störungen des Säure-Basen-Haushalts zwischen metabolischer, also stoffwechselbedingter, Übersäuerung und respiratorischer

Übersäuerung, d. h. durch Lungenfunktionsbeeinträchtigungen bedingt. Ursachen dafür sind zum Beispiel Stoffwechselentgleisungen bei bestimmten Erkrankungen wie dem Diabetes mellitus Typ 1, einer genetisch bedingten Form des Diabetes, sowie bei Lebererkrankungen und bei der Niereninsuffizienz, welche mit einer verminderten Filtrationsleistung der Nieren einhergeht. Der Körper reguliert seinen Säure-Basenhaushalt normalerweise durch unterschiedliche Puffersysteme und Kompensationsmechanismen in sehr engen Grenzen (pH-Wert: 7,38 und 7,42). Die Lunge spielt durch die Ausscheidung von Kohlenstoffdioxid über die Atemluft eine wichtige Rolle bei der Aufrechterhaltung des Gleichgewichts. Von einer Acidose, also einer Übersäuerung des Organismus, spricht man, wenn der Wert dauerhaft unterhalb eines pH-Werts von 7,36 liegt. Nachweisen lässt sich eine Übersäuerung leicht durch eine Blutuntersuchung. Weitere diagnostische Schritte sind aber notwendig, um die Ursachen ausfindig zu machen und um eine entsprechende Behandlung einleiten zu können.

Neben der Übersäuerung des Organismus werden, wie bereits erwähnt, v. a. auch genetische

Faktoren diskutiert. Aus klinischen Studien weiß man, dass eine Mutation, also eine Veränderung im Erbgut, des Eiweißmoleküls ABCG2, welches in den Nieren für den Harnsäuretransport zuständig ist, verantwortlich dafür ist, dass die Harnsäure vermindert ausgeschieden wird. Viele Mediziner sehen diese genetische Mutation auch als Hauptursache der Gichterkrankung an, entgegen der weitläufigen Meinung, sie sei vorwiegend durch eine ungesunde Ernährung entstanden. Allerdings spielt die Ernährung bei Gicht eine sehr wichtige Rolle und kann deren Verlauf in jedem Fall günstig beeinflussen.

Wie Sie sehen, sind die Ursachen für erhöhte Harnsäurewerte vielfältig. Wie kommen nun aber die typischen Symptome bei der Gicht zustande? Wie Sie nun schon wissen, ist die Gicht eine multifaktorielle, das heißt, durch viele Faktoren begünstigte, Erkrankung.

Die Harnsäurekristalle fallen meist in den Gelenkflüssigkeiten aus und lagern sich dort bevorzugt ab. Als Grund dafür werden bestimmte körpereigene Strukturen angesehen. Auch in Schleimbeuteln, Sehnen und der Haut sowie in inneren Organen wie den Nieren können sich die

Uratkristalle anhäufen und lokal eine Entzün-
dungsreaktion auslösen. Unser Immunsystem erkennt die Kristalle als körperfremde Substanzen
und setzt sogenannte Entzündungsmediatoren
frei. Diese locken die zelluläre Abwehr an, durch
das Einwandern körpereigener Abwehrzellen, den
weißen Blutkörperchen (Leukozyten), kommt es
infolgedessen zu den bekannten Symptomen eines
Gichtanfalls. Diese Entzündungsmechanismen
sind neue Ansatzpunkte bei der Entwicklung
neuer Therapieansätze. Schreitet die Erkrankung
weiter voran, kann es zum Stadium der chronischen Gicht mit chronisch entzündeten Gelenken
kommen. Diese können sich im weiteren Verlauf
deformieren und dadurch ihre Beweglichkeit verlieren. Durch das Fortschreiten der Erkrankung
kann es auch zur Ausbildung von Gichtknoten, so-
genannter Gichttophi, kommen. Sie bestehen aus
Kristallen, welche von Entzündungszellen umge-
ben und durch derbe Gewebeneubildungen um-
schlossen sind. Man findet sie meistens im Weich-
teilgewebe, wie zum Beispiel am Ohrläppchen
oder auch an Händen und Füßen, am Ellenbogen
oder an der Achillessehne. Sie fallen als harte,
weiß-gelbliche Knötchen auf, welche oft leicht

angeschwollen sind und meistens von einer dünnen, rötlichen Haut überzogen sind.

WIE WIRD DIE KRANKHEIT MEDIZINISCH BESCHRIEBEN?

Klinisch unterscheidet man zwei Krankheitsformen. Die primäre und die sekundäre Gichterkrankung. In 95 Prozent der Fälle handelt es sich um die primäre, erblich bedingte Form. Die Harnsäurekonzentration ist hierbei im Blut aufgrund eines angeborenen Defekts erhöht. Dabei liegt fast immer eine Störung der Harnausscheidung über die Nieren, wie bereits erwähnt, durch eine Veränderung im Harnsäuretransportmolekül vor. Bei weiteren 1 bis 2 Prozent der Erkrankten ist ein Enzymdefekt in der Harnsäurebildung ursächlich für eine bis zu 10-prozentig gesteigerte Harnsäuresynthese (zum Beispiel beim seltenen Lesch-Nyhan-Syndrom oder Kelley-Seegmiller-Syndrom).

Die sekundäre Form der Gichterkrankung tritt infolge einer schon bestehenden Grunderkrankung auf. Beispiele dafür sind, wie auch schon erwähnt, die chronische Niereninsuffizienz oder

Krankheiten wie der Diabetes mellitus. Auch Zustände nach Strahlentherapien und bei gewissen Krebserkrankungen, welche mit einem erhöhten Zellzerfall einhergehen, wie zum Beispiel Leukämien, können Gichtanfälle auslösen. Weitere Ursachen können auch Vergiftungen und zu starkes Fasten sein.

Die Gicht manifestiert sich schließlich durch diese sogenannten Risikofaktoren. Manche Erkrankungen, wie Übergewicht oder Bluthochdruck sowie Fettstoffwechselstörungen, können das Gichtrisiko ebenso erhöhen und zu einem Ausbruch der Erkrankung Gicht führen. Gewisse Medikamente, wie Diuretika, welche die Harnausscheidung zwar fördern, aber gleichzeitig die Rückresorption von Harnsäure in der Niere wiederum erhöhen, können daher zu starken Gichtanfällen führen. Auch einige Abführmittel und Schmerzmittel, wie zum Beispiel Ibuprofen, sind bei Gicht nur bedingt einzunehmen, warnen Rheumatologen.

Körperlicher Stress und ausgeprägte Diäten können ebenso auslösende Trigger für Gichtschübe sein, denn wenn auch die Normalisierung des Gewichts sich günstig auf die Erkrankung auswirkt, kann eine zu strikte Diät, bei der in kurzer Zeit viel Fett-, aber auch Muskelgewebe abgebaut wird, einen Gichtanfall auslösen.

Aber landläufig zählt ein ungesunder Lebensstil, bestehend aus einem hohen Alkoholgenuss und vor allem übermäßigem Essen, zu den Hauptauslösern der Gicht. Dazu kommt oftmals noch mangelnde Bewegung und eine übermäßige Zufuhr an Purin-reicher Nahrung, wie sie vor allem in tierischen Produkten enthalten ist. Warum ist das so?

Da Purine in allen Zellen vorkommen, besitzen auch tierische und pflanzliche Produkte einen gewissen Gehalt. Je zellreicher sie sind, umso mehr. Der Puringehalt unserer Lebensmittel variiert daher stark. Den höchsten Gehalt weisen dabei Fleisch und Wurstprodukte sowie Innereien auf. Ernährungsexperten empfehlen daher im Rahmen einer Purin-armen Ernährung pro Tag maximal 150 g Fleischerzeugnisse zu sich zu nehmen, und das am besten auch nicht jeden Tag. Pflanzliche Lebensmittel enthalten dagegen natürlicherweise eher weniger Purine. Ausgenommen davon sind Hülsenfrüchte wie Linsen oder Erbsen. Allerdings ergaben Untersuchungen, dass pflanzliche Purine vom Körper weniger aufgenommen werden und somit die Harnsäurebildung nicht im gleich hohen Maß negativ beeinflussen, wie die Purine aus den tierischen Produkten. Zudem versorgen die pflanzlichen Nahrungsmittel den Körper mit wichtigen sekundären Pflanzenstoffen, welche sich positiv auf Entzündungsreaktionen auswirken.

Laut WHO trinken die Deutschen im Durchschnitt rund 9,5 Liter reinen Alkohol pro Jahr. Und das, obwohl bekannt ist, dass Alkohol nicht gerade gesundheitsförderlich ist. Er steigert das Risiko, an Herzkreislauferkrankungen zu erkranken, und steht im Zusammenhang mit verschiedenen Krebserkrankungen. Dazu kann er psychische Schäden verursachen und zur Isolation führen. Alkohol vermindert die Harnsäureausscheidung im Körper und begünstigt somit eine Harnsäureerhöhung. Weiterhin weisen viele alkoholische Getränke, allen voran Bier, selbst einen hohen Puringehalt auf. Auch alkoholfreie Biere enthalten Purine. Wein allerdings nicht. Daneben enthält Alkohol aber auch viele Kalorien. 1 Gramm Alkohol hat 7,1 Kalorien, ein Gramm Zucker dagegen gerade einmal 3,9. Somit trägt ein regelmäßiger und

v. a. übermäßiger Alkoholkonsum auch zu einer Gewichtszunahme bei. Und Übergewicht gilt bekanntlich als Risikofaktor für die Gichtentstehung.

Neben tierischen Produkten und Alkoholkonsum wirken sich auch der Verzehr von gesüßten Lebensmitteln wie Keksen, Kuchen, Torten, Eiscreme sowie von Getränken wie Cola, unverdünnten Fruchtsäften und Limonaden negativ aus. Hier ist der meist hohe Gehalt an Süßungsmitteln schuld.

Der übermäßige Konsum zugesetzter Fruktose, welche oftmals als Süßungsmittel neben dem bekannten Haushaltszucker verwendet wird, kann nämlich Gichtsymptome auslösen und verstärken. Das gilt aber nicht für den natürlich in Früchten vorkommenden Fruchtzucker. Durch den Gehalt an Harnsäure-senkenden Substanzen tragen Früchte in üblichen Mengen dagegen sogar zur Behandlung erhöhter Harnsäurespiegel bei.

Gicht ist keine neue Krankheit. Schon in früheren Zeiten war sie bekannt und wurde auch als die „Krankheit der Könige und Fürsten" bezeichnet.

WIE WIRD DIE DIAGNOSE GESTELLT?

Die Diagnose Gicht wird oftmals schon aufgrund der typischen körperlichen Symptome gestellt. Da es aber auch Krankheiten mit ähnlichen Symptomen gibt, z. B. Rheuma, ist eine weitere, in der Medizin als differenzialdiagnostisch bezeichnete, Abklärung notwendig. Zu den drei Leitsymptomen eines akuten Gichtanfalls zählen:

1. Starke Schmerzen mit Berührungsempfindlichkeit des betroffenen Gelenks.

2. Eine ausgeprägte Rötung und eine Überwärmung des entzündeten Bereichs.

3. Eine Schwellung, die oftmals mit einer Bewegungseinschränkung einhergeht, des betroffenen Gelenks.

Meistens treten die Gichtanfälle und ihre Symptome nachts auf, oftmals auch begleitet von allgemeinen Krankheitszeichen wie Fieber, Kopfschmerzen und Übelkeit.

Die Gichterkrankung verläuft in Schüben. Nach einer akuten Schmerzattacke folgen meist beschwerdefreie Phasen. Man unterscheidet vier verschiedene Gichtstadien:

Stadium 1: Hyperurikämie mit nur asymptomatischen Gewebeablagerungen

Die Harnsäurewerte sind erhöht, das heißt höher als 7 Milligramm pro Deziliter Blut, aber ohne Krankheitsbeschwerden. Dies bezeichnet man auch als Hyperurikämie. Die erhöhten Blutkonzentrationen stellen meist nur einen Zufallsbefund dar. Die Erkrankung besteht dabei oft schon jahrelang mit einer stetigen Zunahme des Harnsäurespiegels. Werden keine Gegenmaßnahmen eingeleitet, wie z. B. eine Ernährungsumstellung oder eine schonende Gewichtsnormalisierung, schreitet die Erkrankung immer weiter voran. Tückisch daran ist, dass viele Betroffene oftmals nichts von ihrer Erkrankung wissen. Daher ist es umso wichtiger, die Frühwarnsysteme zu kennen, um reagieren zu können. Dazu aber später mehr.

Stadium 2: Akuter Gichtanfall

Der erste akute Gichtanfall tritt meist erst nach 20 bis 40 Jahren mit erhöhten Harnsäurewerten auf. Es gibt allerdings auch Ausnahmen. Meistens entsteht dabei eine sogenannte Monoarthritis, das

bedeutet, es entsteht ein einzelner, lokaler Entzün-
dungsherd an einer Stelle im Körper, oftmals in einem Gelenk. Dazu kommen die typischen Beschwerden wie starke Schmerzen und extreme Berührungsempfindlichkeit des befallenen Gelenks.
In über 90 % der Fälle ist das Großzehengrundgelenk betroffen, da es die Körperstelle mit der ge-
ringsten Körpertemperatur (oft 10 °C geringer)
darstellt und die Harnsäure bei niedrigen Tempe-
raturen schneller auskristallisieren kann. Meistens tritt der erste Anfall, wie bereits erwähnt, erst
nach einem, über mehrere Jahre andauernden, Zu-
stand mit asymptomatisch erhöhten Harnsäurewerten auf. Die akute Entzündung dauert zwischen einigen Tagen bis hin zu zwei Wochen.
Auslöser sind dabei meist eine üppige Mahlzeit am
Tag zuvor oder ein exzessiver Alkoholgenuss.
Auch übermäßiges Fasten oder plötzlicher starker
Stress können den ersten Gichtanfall auslösen.

Stadium 3: Interkritische Periode (Intervall-phase)

Zwischen zwei Gichtanfällen gibt es Phasen ohne
Beschwerden. Unbehandelt schreitet die Erkrankung aber meist weiter voran und die Gichtanfälle

treten in unregelmäßigen Abständen und in immer kürzeren Zeitabständen auf. Dabei sind zunehmend auch weitere Gelenke, Sehnen, Bänder, die Wirbelsäule und die inneren Organe betroffen. Die Harnsäurewerte sind meist erhöht.

Stadium 4: Chronische Gicht
Kommt es bei unbehandelt hohen Harnsäurekonzentrationen und daraus resultierend permanenten und starken Schmerzen zu Symptomen, spricht man von chronischer Gicht. Die Schäden an Organen und dem Bewegungsapparat sind dabei ausgeprägter und dauerhaft und führen wiederum zu Schmerzen und Funktionsbeeinträchtigungen der betroffenen Gelenke und Organe.

Klinisch wird die Diagnose Gicht in der Regel schon allein durch das Auftreten der typischen Symptome und durch das Befallmuster gestellt. Im Rahmen einer umfassenden Anamnese werden bestehende Risikofaktoren, Medikamenteneinnahmen, Symptome und das Auftreten bei weiteren Familienmitgliedern erfragt. Eine körperliche Untersuchung schließt sich an, um die äußerlichen Symptome wie Schwellungen und Rötungen oder sogar Deformationen zu begutachten. Bei der anschließenden Labordiagnostik werden neben einem Blutbild (Art und Menge der Zusammensetzung der einzelnen Blutkörperchen) die Harnsäurekonzentration und die Werte weiterer Entzündungsmarker (zum Beispiel CRP und die Blutsenkungsgeschwindigkeit) ermittelt. Auch der Urin wird auf seine Ausscheidungsprodukte hin untersucht. Gegebenenfalls werden weitere diagnostische Verfahren, vor allem bildgebende Diagnostik wie Röntgen- oder Ultraschallaufnahmen, der Knochen und Gelenke sowie innerer Organe angefertigt. Bei einem Drittel der Patienten sind die Harnsäurewerte bei der Untersuchung oftmals schon wieder im Normalbereich, was manchmal die Diagnose erschweren kann. Verlaufskontrollen sind daher unbedingt durchzuführen.

Die Beschwerdebilder der Gichterkrankung sind zwar ziemlich deutlich zuzuordnen, allerdings ähneln sie auch den Symptomen bei Rheuma. Wie kann man Gicht von anderen rheumatischen Erkrankungen unterscheiden? Da sich beide Erkrankungen in ihren Ursachen unterscheiden, Rheuma ist eine Autoimmuner-krankung und Gicht eine Stoffwechselerkran-kung, sollte man zur sicheren Unterscheidung ei-nen Gelenkspezialisten (Orthopäden) aufsuchen. Dieser kann gezielte Diagnostik einsetzen und so-mit eine adäquate Behandlung einleiten. Weitere mögliche Erkrankungen, welche mit der Gichter-krankung verwechselt werden können, sind Schleimbeutelentzündungen aufgrund von Über-lastungen oder auch Infektionen, degenerative Gelenkerkrankungen wie Arthrose oder eine Ge-lenkblockade, sogenannte Impingements.

WELCHE KOMPLIKATIONEN UND FOLGEN GIBT ES?

Da Gicht oft im Zusammenhang weiterer Erkran-kungen auftritt, haben Gichtpatienten ein höheres Risiko für Folgekrankheiten. Das größte Risiko sind schwerwiegende Erkrankungen der Nieren durch Nierensteine (Urolithiasis) oder Nierenent-zündungen durch ausgefallene Harnsäurekris-talle. Aber auch das Herzkreislaufsystem ist be-troffen. Die Gichtprozesse können die Gefäß-wände direkt schädigen und somit das kardiovaskuläre Risiko sowie den Blutdruck erhöhen. Zudem ist auch bekannt, dass sie auch Gelenkschäden, wie die Gelenkarthrose, negativ beeinflussen und letztendlich zu Deformierungen und Bewegungsstörungen der Gelenke führen können.

WELCHE THERAPIEANSÄTZE GIBT ES?

Die Schulmedizin bedient sich zweier Therapiesäulen: Erstens, die nicht-medikamentöse Behandlung und zweitens, die medikamentöse Therapie, welche bevorzugt eingesetzt wird und gerade bei schweren Verläufen und fortgeschrittenen Krankheitsstadien auch unumgänglich ist.

An erster Stelle steht eine ausführliche Anamnese, also eine Befunderhebung, bei der der Arzt den Patienten bittet, ihm Auskunft über den Krankheitsverlauf zu geben. Zum Beispiel will er wissen, wie lange die Beschwerden schon andauern, ob es in der Familie ähnliche Fälle gab, wie sich die Ernährung zusammensetzt und ob Alkohol konsumiert wird. Zusammen mit der körperlichen Untersuchung, den labordiagnostischen

Ergebnissen und evtl. bildgebenden Verfahren (z. B. Ultraschall und Röntgen) stellt er anschließend seine Diagnose.

Bei der medikamentösen Behandlung kommen unter anderem folgende Medikamente zum Einsatz:

a) Nichtsteroidale Antirheumatika (NSAR), eingesetzt als Schmerzmittel, zur Entzündungshemmung und/oder zur Fiebersenkung. Sie werden als sogenannte „nichtsteroidale Antiphlogistika" bezeichnet, das bedeutet, dass sie nicht in den Hormonkreislauf eingreifen wie z. B. Kortison. Bekannte Wirkstoffe sind die Acetylsalicylsäure (der Wirkstoff im bekannten Aspirin®), Ibuprofen und Diclofenac. Die Wirkung der NSAR beruht auf einer enzymatischen Hemmung der Bildung entzündungsfördernder Substanzen im Blut, den sogenannten inflammatorischen Prostaglandinen. Als unerwünschte Nebenwirkungen treten Magenschleimhautreizungen und Störungen in der Blutgerinnung, v. a. bei der Acetylsalicylsäure, auf.

b) Kortikoide. Kortikoide, oder auch Glucocorticoide genannt, ist ein Überbegriff für eine Gruppe

von Hormonen, welche im Körper natürlicherweise vorkommen und in den Nebennieren gebildet werden. Sie werden, meist künstlich hergestellt, als Medikamente.in Tabletten- oder Sprit-
zenform eingesetzt. Der bekannteste Wirkstoff dabei ist das Kortison und wird umgangssprachlich
oft stellvertretend für alle Wirkstoffe aus dieser
Gruppe verwendet. Weitere bekannte Vertreten
sind das Prednisolon und das Mometason. Es be-
sitzt, wie alle Glucocorticoide, entzündungs- und
wachstumshemmende Eigenschaften und wird
schon seit über 50 Jahren als Medikament eingesetzt. Anfangs wusste man über die Nebenwirkungen, welche durch eine nicht sachgerechte Anwendung entstehen können, noch nicht viel. Des-
halb wurden Kortison-haltige Medikamente in
den ersten Jahren auch oftmals in einer falschen
Dosierung und über einen zu langen Zeitraum
eingesetzt. Durch die daraus resultierenden Nebenwirkungen entstand die noch heute anzutref-
fende Angst vor dem Wirkstoff. Viele Patienten
verweigern eine Kortisontherapie aus Angst vor
unerwünschten Wirkungen wie beispielsweise
vor einer Gewichtszunahme oder vor Knochen-
schwund. Befolgt der Patient allerdings die

Vorgaben, das Medikament nur in der besprochenen Dosis und auch nur über eine bestimmte Zeit einzunehmen, dann kann ein gutes Nutzen-Risiko-Verhältnis erzielt werden. Sprich, der Nutzen der Anwendung liegt deutlich über den Nebenwirkungen.

c) Kolchizin, ein Extrakt aus der Herbstzeitlosen, welches in geringer Konzentration das Einwandern von Entzündungszellen in betroffene Körperregionen unterdrücken und somit Gichtsymptome lindern kann. Dabei ist hier strengstens auf die korrekte Einnahmemenge zu achten, denn Kolchizin steht im Verdacht, erbgutverändernd zu sein und führt in hohen Mengen zu akuten Vergiftungen. Kinder dürfen dieses Präparat nicht einnehmen.

d) Bei rezidivierendem, also wiederholtem Gichtverlauf und vor allem bei chronischen Formen werden auch harnsäuresenkende Medikamente eingesetzt. Man bezeichnet sie als Urikostatika. Sie hemmen den Abbau der Purine zu Harnsäure. Ein Beispiel dafür ist das Mittel Allopurinol oder auch Febuxostat. Sie enthalten einen sogenannten Xanthinoxidase-Hemmer und verhindern somit die Umwandlung des Zwischenprodukts Xanthin, welches beim Abbau der Purinbasen entsteht, zu Harnsäure. Das Mittel wird sowohl zur Therapie als auch schon zur Prophylaxe verabreicht, um die Entstehung von Nierensteinen zu verhindern.

e) Eine weitere medikamentöse Therapiemöglichkeit sind die sogenannten Urikosurika, welche die renale Harnsäureausscheidung über die Nieren steigern, indem sie die Rückresorption in den Nieren vermindern. Sie helfen somit dem Körper, die Blutkonzentration im Normbereich zu halten. Probenecid, Benzbromaron oder Lesinurad sind dabei die bekanntesten Wirkstoffe.

Gerade die zuletzt genannten Medikamente spielen bei der Behandlung der Hyperurikämie immer noch eine bedeutende Rolle und werden von den Ärzten oft verschrieben. Sie wirken sehr zuverlässig und unter einer angepassten, also adäquaten Therapie sollte sich der Harnspiegel nach etwa ein bis drei Wochen normalisiert haben. Nebenwirkungen treten aber auch hier auf und sind meistens gastrointestinale Beschwerden wie Übelkeit und Durchfälle. Auch Nieren- und Leberschäden sind nicht ganz ausgeschlossen und es treten Fälle von allergischem Fieber und Hautausschlägen auf, bedingt durch eine entstehende

Überempfindlichkeitsreaktion (Hypersensitivitätsreaktion). Aus diesem Grund ist der Fokus auf jeden Fall auch auf die nicht-medikamentöse Behandlung zu richten, die ohne die genannten Nebenwirkungen auch leicht vom Patienten selbst eingesetzt werden kann. Dies bedarf dabei oftmals etwas Geduld und vor allem Durchhaltevermögen, denn die Erfolge sind dabei meist nicht so schnell zu erkennen wie bei der medikamentösen Behandlung.

Ein akuter Gichtanfall dauert ohne Medikamenteneinnahme schon in der Regel ein- bis zwei Wochen länger an. Daher ist eine rein nicht-medikamentöse Behandlung der Gicht auch nicht unbedingt anzuraten. Vielmehr geht es darum, schon vorbeugend dafür zu sorgen, dass es nicht zu einem Gichtschub kommt. Leider liegt der Fokus bei der Schulmedizin immer noch verstärkt auf dem Krankheitszustand und nicht auf der Prophylaxe und der damit verbundenen ganzheitlichen Betrachtung des Patienten und seines ganzen Umfelds. Dazu gehören neben der klinischen Anamnese auch die Erhebung der individuellen Lebensumstände des Erkrankten. Wie lebt er? Hat er eine Familie, die ihn unterstützen kann, oder lebt er allein? Was macht er beruflich? Und wichtig ist auch die Befragung nach weiteren sozialen Risikofaktoren, welche im Zusammenhang mit einer schlechten Prognose stehen. Zum Beispiel ist erwiesen, dass sozial benachteiligte Menschen ein höheres Risiko für einen schlechteren Verlauf haben als gesellschaftlich besser gestellte, da sie oftmals nicht sonderlich auf ihre Gesundheit achten und durch ihren ungesunden Lebensstil (ungesunde Ernährung, Rauchen, Übergewicht) auch Therapieempfehlungen oft nicht befolgen.

Bei der nicht-medikamentösen Behandlung wird deswegen vielmehr auf die Patientenberatung und -aufklärung gesetzt. Natürlich bedarf es dafür auch einer gewissen Zeit, was auch ein Grund dafür ist, dass die meisten Ärzte darauf nicht näher eingehen. Es wird zum Beispiel nach einer Analyse der Essgewohnheiten und im Rahmen einer Ernährungsschulung darauf aufmerksam gemacht, welche Nahrungsmittel geeignet und welche weniger geeignet sind und dass der Alkoholkonsum zu reduzieren oder im Idealfall einzustellen ist. Zur ganzheitlichen Untersuchung gehört auch die Abklärung dazu, ob der Patient vielleicht weitere Medikamente einnimmt, bei denen man weiß, dass sie die Harnsäurekonzentration negativ beeinflussen.

Dazu zählen zum Beispiel gewisse blutdruck-senkende Medikamente wie Thiazid- und Schleifendiuretika, welche oftmals dazu eingesetzt werden, aber auch Östrogenpräparate und Medikamente für die Blutgerinnung wie Marcumar können die Harnsäurekonzentration im Blut erhöhen. Der Patient wird auch angeleitet, auf schon leichte Symptome zu achten, die auf erhöhte Harnsäurewerte hindeuten können. Dazu zählen andauernde Schmerzen in der Wirbelsäule, in der Wade, im Oberschenkel und im Nacken. Frühzeitig wahrgenommen, kann man somit rechtzeitig gegensteuern.

Der Patient wird weiterhin beraten und dazu angeleitet, wie er betroffene Gelenke durch Hochlagerung, Schonung und Kühlung am besten entlasten und schonen kann. Auch Physiotherapeuten können dabei behilflich sein. Wie Sie sehen, ist der alternative Behandlungsansatz ohne Medikamente schon zeitintensiv und bedarf auch weiterer Kenntnisse des Mediziners. Daher ist es anzuraten, dass Patienten sich selbst informieren, zum Beispiel mithilfe dieses Ratgebers, und sich

zusätzlich Hilfe und Unterstützung von Patienten-
selbsthilfegruppen oder Organisationen wie der
Gicht-Liga einholen.

Dass dieser nicht-medikamentöse Therapie-
ansatz von wenigen behandelnden Ärzten genutzt
wird, zeigt sich auch daran, dass über 80 Prozent
der befragten Gichtpatienten im Rahmen einer
Studie angaben, von ihrem behandelnden Arzt
nicht auf eine Ernährungsumstellung oder weitere
alternative Behandlungsmöglichkeiten hingewie-
sen worden zu sein. Dabei hat eine Studie aus Eng-
land gezeigt, dass allein eine purinarme Kost
schon eine Harnsäurekonzentrationssenkung um
18 Prozent bewirken kann.

Die Rolle der Ernährung bei Gicht

Die Ernährung und die Wahl der Lebensmittel spielt, wie schon erwähnt, eine sehr große Rolle bei der Entstehung und dem Fortschreiten der Gichterkrankung. Aber auch bei einer Vielzahl anderer Erkrankungen fällt der Ernährung eine wichtige Bedeutung zu. Meist sind eine fettige Mahlzeit und/oder ein übermäßiger Alkoholgenuss am Vortag Auslöser für einen ersten Gichtanfall. Doch in der Zeit vor dem Auftreten der ersten Symptome bestand schon über einen längeren Zeitraum hinweg eine erhöhte Harnsäurekonzentration im Blut. Mit einer gesunden Ernährungsweise hätten sich die Blutwerte aller Voraussicht nach normalisiert und die Krankheit wäre nicht ausgebrochen.

Deswegen ist eine bewusste Auswahl der Nahrungsmittel im Rahmen der Gichtbehandlung und Vorsorge sehr wichtig. Doch dafür benötigt man fundierte Kenntnisse darüber, welche Nahrungsmittel geeignet sind und welche bei einer Gichterkrankung besser vermieden werden sollen. Nun wissen Sie, dass eine bewusste Zusammensetzung Ihrer Mahlzeiten Ihnen helfen kann, Gichtattacken vorzubeugen und zu mildern. Aber auch das Körpergewicht spielt eine wichtige Rolle. Übergewicht ist ein Risikofaktor zur Gichtentstehung. Daher sollte neben der Ernährungsumstellung, falls notwendig, auch eine Gewichtsnormalisierung angestrebt werden. Ziel dabei ist es, durch eine gesunde, kalorienarme Ernährung sowie durch das Vermeiden purinreicher Nahrung, sowohl eine Reduktion der Harnsäure-konzentration als auch eine Gewichtsnormalisierung zu erreichen. Strenge Diäten sollten nicht durchgeführt werden, da sie durch eine verminderte Harnsäureausscheidung die Gicht verstärken können.

Der Essensplan sollte dabei abwechslungsreich sein und alle wichtigen Vitamine und Mineralstoffe enthalten. Da auf tierische Produkte weitestgehend verzichtet werden sollte, ist es wichtig, auf entsprechende pflanzliche Lebensmittel zurückzugreifen. Durch die antiinflammatorischen, also antientzündlichen Eigenschaften dieser pflanzlichen Mikronährstoffe werden Entzündungsreaktionen im Körper zudem gemildert. Vor allem frisches Obst und Gemüse sind dabei wichtige Nährstofflieferanten und sollten daher regelmäßig und idealerweise mehrmals am Tag auf dem Speiseplan stehen.

Bei Hyperurikämien und um Gichtanfällen vorzubeugen, sollten laut einer Empfehlung maximal 500 Milligramm Harnsäure pro Tag über Purine in Lebensmitteln aufgenommen werden. Bei einer streng purinarmen Kost im Rahmen der Gichtbehandlung empfehlen Gesundheits-experten sogar nur eine maximale Aufnahme von 300 Milligramm pro Tag.

Doch was sind nun diese Purine und wie kann man den Puringehalt ermitteln?

Purine fallen, wie bereits erwähnt, als Abbau-produkt körpereigener Zellen und aus der aufge-nommenen Nahrung im Körper an. Chemisch be-trachtet, bilden sie eine Stoffgruppe organischer Verbindungen, welche man zu den sogenannten Heterocyclen zählt.

Grob gerechnet, werden im Körper ca. 150 Milligramm Purin aus der Nahrung zu 300 Milli-gramm Harnsäure am Tag abgebaut. Gewöhnlich wird der Puringehalt in Milligramm gebildeter Harnsäure je 100 Gramm Nahrungsmittel angege-ben. Dies wird auch als Harnsäureäquivalenzwert bezeichnet. Zum Beispiel enthalten 100 Gramm Schweinefleisch rund 88 Gramm Purin, dies ent-spricht einer umgewandelten Harnsäuremenge von 200 Milligramm. Doch auf die Berechnung kommen wir noch etwas später zurück. Welche Nahrungsmittel enthalten viele Purine und welche sollten Sie dagegen vermehrt auf Ihren Speiseplan setzen? Eins vorweg, Fleischextrakt ist dabei mit Abstand das purinreichste Lebensmittel mit einer Harnsäureäquivalenz von ca. 3600.

PURINREICHE NAHRUNGSMITTEL

Fleisch und vor allem fettreiche tierische Produkte wie Wurst und Innereien, aber auch Geflügel sowie Fisch und Meeresfrüchte gehören zu den purinreichen Lebensmitteln. Besonders die Innereien sollten Sie strikt meiden (Herz, Leber, Niere); sie enthalten sehr viele Purine

Auch fettreiche Braten von Schwein, Gans oder Ente sollten Sie von Ihrem Speiseplan verbannen. In begrenzter Form sind mageres Fleisch wie Hähnchen und Truthahn oder mageres Kalb- und Rindfleisch erlaubt. Auch magerer Kochschinken oder Corned Beef können in geringen Mengen konsumiert werden. Bei Fisch sollten Sie auch aufmerksam sein, denn auch hier gehen vorwiegend die fettreichen Sorten wie Stockfisch, Sardinen und Forellen oder Thunfisch und Hummer mit einem hohen Puringehalt einher und sollten vermieden werden. Hecht, Kabeljau und Seelachs dagegen zählen zu den eingeschränkten Sorten und können wegen ihrer gesundheitsförderlichen Nährstoffe in gewissen Abständen regelmäßig verzehrt werden. Fisch enthält auch viele wertvolle ungesättigte Fettsäure sowie wichtige

Vitamine und sollte daher einen festen Platz auf dem Ernährungsplan haben.

Bei Fetten und Ölen muss man ebenso vorsichtig sein. Vor allem bei den gehärteten Back- oder Bratfetten sowie bei tierischem Schmalz und Speck. Mit pflanzlichen Sorten wie Margarine, Mais-, Oliven- und Distelöl sind Sie hierbei auf der sicheren Seite. Fettarme Milchprodukte wie Magermilch und Quark sowie fettarme Käsesorten sind bei einer purinarmen Kost besser geeignet als die fettreichen Sorten. Aber auch Hefeprodukte zählen zu den purinreichen Lebensmitteln. Hefe findet man in süßen und herzhaften Backwaren, in Fertigprodukten und in Würzmitteln. Bei den pflanzlichen Nahrungsmitteln gibt es auch purinreiche Sorten, die Sie nur in reduzierter Form auf Ihren Speiseplan setzen sollten. Dazu zählen gewisse Hülsenfrüchte wie Erbsen, Kichererbsen und Linsen und manche Kohlsorten wie Grünkohl, aber auch Spinat und Spargel. Einige Geschmacksverstärker wie E626 und E635 können die Entstehung von Purinen begünstigen und sollten daher vermieden werden. Man findet sie vorwiegend in Fertigprodukten.

Ebenso ungünstig ist der Verzehr von Fruktose-gezuckerten Obstkonserven und Süßigkeiten. Die Fruktose vermindert die Harnsäureausscheidung und fördert somit die Gichtanfälle. Auch gesalzene Gemüsekonserven, polierter Reis und Weißmehlprodukte sollten Sie nur in gewissen Mengen verzehren.

Vollkornprodukte sind hier besser geeignet. Verzichten sollte man, wie bereits erwähnt, auch auf hohe Mengen an alkoholischen Getränken. Am besten lassen Sie den Alkohol weg oder Sie reduzieren ihn auf ein Mindestmaß. Denken Sie auch daran, dass vor allem Bier einen hohen Puringehalt aufweist. Auch bei den sogenannten Würzmitteln auf Hefebasis (zum Beispiel Suppenwürfel) und bei vegetarischen Brotaufstrichen ist Vorsicht geboten. Zu guter Letzt spielt auch die Zubereitungsform eine gewisse Rolle. Dünsten und Kochen sind dabei besser als fettreiches Anbraten oder Frittieren.

PURINARME NAHRUNGSMITTEL

Geeignete Lebensmittel sind vor allem pflanzliche Produkte wie frisches und tiefgekühltes Obst und

Gemüse (Kohl, grüne Bohnen, Brokkoli und Spinat nur eingeschränkt), gekochte oder gepellte Kartoffeln (keine Pommes und Bratkartoffeln), milchsauer eingelegtes Gemüse, Trockenfrüchte, Mandeln, Hasel- und Walnüsse, Vollkorngetreideprodukte, ungesüßte Müslis und Vollkorngebäcke. Fettarme Milch und Milchprodukte zählen, wie schon erwähnt, ebenso zu den purinarmen Lebensmitteln, genauso wie kalt gepresste Pflanzenöle, vegetarische Brot- und Fruchtaufstriche. Eingeschränkt zu empfehlen sind dagegen fettreiche Eierspeisen, ungehärtetes Kokosfett, Konfitüren, Nuss-Aufstriche, Honig, Ahornsirup, Agavendicksaft, Frucht- und Nussschnitte sowie Meersalz. Uneingeschränkt zu empfehlen sind dagegen alle frischen Kräuter und Gewürze.

Wichtig zu erwähnen ist noch, dass der Körper mit pflanzlichen Purinen im Gegensatz zu den Purinen aus tierischen Produkten scheinbar keine so großen Probleme hat. Man weiß nämlich, dass pflanzliche Purine kaum Auswirkungen auf den Harnsäurewert im Blut haben.

Neben einer gesunden Ernährung ist auch die tägliche Trinkmenge sehr wichtig, um die erhöhten Harnsäuremengen über die Nieren auszuspülen. Täglich sollten es mindestens 1,5 bis 2 Liter sein. Erlaubt sind dabei vor allem ungesüßter Tee, zum Beispiel aus Leinsamen und Birkenblättern, verdünnte Fruchtsäfte, Kaffee und natürlich Mineralwasser.

Nun wissen Sie schon gut Bescheid darüber, was Gicht ist, wie Sie zustande kommt und welche Ursachen dabei in der Ernährungsweise liegen können. Auf die Rolle der Bewegung und Gewichtsreduktion gehe ich an diesem Punkt nicht weiter ein. Natürlich spielt das Körpergewicht und das Maß an Bewegung bei fast allen Wohlstandserkrankungen wie Diabetes, Rückenleiden und aber auch Krebs eine wichtige Rolle und sollte immer berücksichtigt werden. Ich konzentriere mich hier nun aber auf die Essgewohnheiten, wie man schlechte Nahrungsmittel dabei herausfindet und wie es gelingt, sie nach und nach durch gesündere Varianten zu ersetzen.

Stufenplan zur erfolgreichen Behandlung der Gicht

ABKLÄRUNG BEIM ARZT

Zuerst sollten Sie, falls Sie nicht sowieso schon wegen Ihrer Gichtsymptomatik in Behandlung sind, Ihren Hausarzt oder einen Internisten aufsuchen. Dort wird mit Ihnen ein ausführliches Gespräch im Rahmen der Anamnese führen und auch eine Blutuntersuchung durchführen lassen. Er wird Ihnen mitteilen, ob

Ihre Gicht eventuell so stark fortgeschritten ist, dass sie medikamentös behandelt werden muss oder ob andere Gründe gegen eine Ernährungsumstellung sprechen. Außerdem gibt es auch weitere körperliche Ursachen für einen erhöhten Harnsäurewert im Blut, zum Beispiel bei Nierenerkrankungen, und diese müssen natürlich auch behandelt werden. Aber natürlich profitiert auch ein chronischer, schwerer Verlauf und viele weitere körperliche Beschwerden in der Regel von einer Ernährungsumstellung. Falls er Ihnen Medikamente verschreibt, nehmen Sie diese auch bitte regelmäßig ein. Im Lauf der Verlaufskontrollen wird Ihr Arzt Ihnen sicherlich mitteilen, falls sich Ihre Symptome durch die Ernährungsumstellung bessern sollten, dass Sie auch die Medikation anpassen oder sogar im günstigsten Fall ganz absetzen können.

FÜHREN EINES ERNÄHRUNGSTAGEBUCHS

Der beste Weg, um schlechten Ernährungsmustern auf die Schliche zu kommen, aber auch um ein Gefühl für das eigene Essverhalten zu

bekommen, ist das Führen von Ernährungstage-
büchern. Sie dienen als persönlicher Wegbegleiter
bei der Umstellung und können Ernährungsmus-
ter und Zusammenhänge zwischen der Ernährung
und dem Auftreten von Symptomen aufzeigen.
Durch das bewusste Eintragen von Art und Menge
der aufgenommenen Lebensmittel bekommt man
einen guten Überblick über die eigene Ernährung.
Mit dem Wissen aus diesem Buch können Sie dann
überprüfen, welche Lebensmittel bei Gicht weniger geeignet sind, daher weniger konsumiert werden sollten, und welche geeigneten Nahrungsmittel Sie aber schon mögen. Je nachdem, was man
persönlich bevorzugt, kann man sich, wenn man
gern am PC oder Tablet arbeitet, entweder Vorla-
gen für Ernährungstagebücher im Internet herun-
terladen oder ausdrucken oder sich selbst eine
Excel-Liste erstellen.

Smartphone-Liebhaber möchten sich vielleicht gern eine der zahlreichen Apps installieren,
welche auch kostenlos in den App-Stores zu finden sind. Allerdings finde ich, dass diese meistens
nicht so geeignet sind, da ihr Fokus mehr auf der
Kalorienzählung zur Gewichtsreduktion liegt.
Wenn man, wie ich, aber lieber die klassische

Form auf Papier bevorzugt, kann man sich auch ein schön gestaltetes Din-A-5-Heft oder ein nettes kleines Notizbüchlein zulegen. Hauptsache ist, dass es komfortabel ist, sprich, dass man, ohne großen Aufwand zu betreiben, das Tagebuch mehrmals am Tag zur Hand nehmen kann, um es zu nutzen. Und für mich ist daher mein hübsches Notizbüchlein auch eine gewisse Motivationshilfe, um sozusagen „am Ball" zu bleiben, denn es ist wichtig, dass man gewissenhaft, über einen längeren Zeitraum (mindestens 7 Tage), alle Mahlzeiten, Getränke und vor allem weitere Zwischenmahlzeiten und Naschereien einträgt. Dabei ist es auch unerlässlich, dass man ehrlich zu sich selbst ist, denn sonst bringt auch das gewissenhafte Eintragen nichts. Das heißt, alles, was man am Tag so zu sich nimmt, muss notiert werden. Wer es genau nimmt, kann auch die Portionsgrößen abwiegen oder abschätzen und eintragen. Das ist vor allem beim Abbau von Übergewicht wichtig, da somit auch die aufgenommenen Kalorien ermittelt werden können.

Ich erkläre Ihnen nun, welche Angaben in dem Ernährungstagebuch eingetragen werden sollten: Am besten erstellt man sich dazu eine

Tabelle, wenn man nicht schon eine Vorlage benutzt, und unterteilt sie in Zeilen und Spalten. In die Zeilen vorn trägt man die unterschiedlichen Mahlzeiten (Frühstück, Zwischenmahlzeit 1, Mittagessen, Zwischenmahlzeit 2, Abendessen) ein. Senkrecht erstellt man jeweils eine Spalte für 1) Angaben über die Zusammensetzung der Mahlzeiten (Art der Nahrungsmittel), 2) der konsumierten Getränke, 3) für den Grund der Nahrungsaufnahme (nicht immer ist Hunger der Hauptgrund!), wer mag, fügt auch noch eine extra Spalte für die Mengen- und Volumenangaben ein, dies ist wichtig um später den Puringehalt zu ermitteln.

Ebenso haben sich bei mir auch Angaben über die Art und Dauer der körperlichen Betätigung an dem Tag bewährt (ob man zum Beispiel auf der Arbeit war, gechillt oder im Garten geschuftet hat usw.). Die letzte Spalte des Tagebuchs ist für Angabe zur Art und der Schwere neu aufgetretener oder bestehender körperlicher Symptome gedacht. Hier können Sie alle Beschwerden notieren, welche Sie in Verbindung zu Ihrer Gichterkrankung vermuten. Ich trage auch allgemeine Befindlichkeiten, wie Müdigkeit, Bauch- oder Kopfschmerzen darin ein. Vielleicht erkennt man in dem Zusammenhang auch noch eine versteckte Nahrungsmittelunverträglichkeit. Am besten ergänzt man auch noch die Uhrzeit, die Dauer und die Intensität. Ich benutze zum Beispiel eine Skala von 1 (ganz leichte Symptome) bis 10 (sehr stark).

TIPPS ZUR FÜHRUNG DES ERNÄHRUNGSTAGEBUCHS

Seien Sie ehrlich zu sich selbst und versuchen Sie, möglichst alles aufzuschreiben, auch jede noch so kleine Nascherei. Auch jedes Getränk, selbst Wasser sollten Sie notieren. Ich persönlich trage zum Beispiel auch eingenommene Medikamente, wie eine Kopfschmerztablette oder eine aufgetragene Salbe, ein.

Achten Sie bei den Mahlzeiten darauf, dass Sie möglichst alle Einzelzutaten nennen. Bei Kartoffelpüree zum Beispiel notiere ich mir: Kartoffel, Milch, Butter und Salz. Wer mag, kann wie gesagt, auch die Mengen abwiegen oder abschätzen und die entsprechenden Kalorienmengen aus Tabellen im Internet oder aus Büchern heraus ermitteln. Dies ist allerdings mit einigem Aufwand verbunden. Es lohnt sich aber, wenn man auch vorhat, sein Gewicht zu reduzieren.

Im Restaurant oder in der Kantine ist es manchmal schwierig, die Einzelzutaten und vor allem die Mengenangaben genau zu ermitteln. Man kann dann natürlich versuchen, bei den Angestellten nachzufragen oder auf der Homepage des Restaurants nachschauen, ob es zur Zusammensetzung Angaben gibt.

Machen Sie es sich zur Gewohnheit, immer zeitnah nach den Mahlzeiten die Eintragung ins Tagebuch vorzunehmen. Dann können Sie auch die Zeitspanne zwischen der jetzigen und der letzten Mahlzeit Revue passieren lassen und überlegen, ob Sie vielleicht noch etwas nachtragen müssen (zum Beispiel das Stückchen Schokolade oder den Kaffee zwischendurch).

Der Grund der Nahrungsaufnahme ist auch sehr interessant, um herauszufinden, warum man das eine oder andere isst. Verspürt man wirklich Hunger oder ist es vielleicht aus Gewohnheit heraus?

Bei der Spalte der Befindlichkeiten und Beschwerden lohnt es sich, 10 bis 20 Minuten bis nach der Nahrungsaufnahme zu warten, da es eine gewisse

Zeit dauert, bis die Nahrung im Körper aufgenommen ist und sich somit auch erst Auswirkungen auf das Befinden zeigen können. Schreiben Sie auch ruhig ausführlich auf, wie Sie sich fühlen, nicht nur mit Stichworten. Meist kann man die Symptome somit später besser auswerten und verstehen. Ein Beispiel dafür wäre: „Ich habe leichte Bauchschmerzen (Schmerzskala 3) mit leichten Krämpfen (Schmerzskala 2)". Oder aber auch: „Danach war ich ziemlich satt". Natürlich liegt das Hauptaugenmerk auch auf bestehenden Gichtsymptomen, falls Sie welche haben. Geben Sie hier an, ob sie sich verstärkt oder verbessert haben. Ein Beispiel dafür: „Das Großzehengrundgelenk am rechten Fuß ist noch geschwollen, aber die Schmerzen haben sich auf der Schmerzskala 4 auf den Wert 3 verringert."

Wenn man das Ernährungstagebuch nun mindestens eine Woche, besser natürlich wären zwei bis drei Wochen, ausführlich und gewissenhaft geführt hat, kann man sich an die Auswertung machen und erlebt dabei vielleicht die eine oder andere Überraschung. Mir war zum Beispiel nicht bewusst, wie viele tierische Produkte ich doch so über den Tag verteilt zu mir nahm, da ich bislang immer annahm, mich hauptsächlich vegetarisch zu ernähren.

AUSWERTUNG DES ERNÄH-RUNGSTAGEBUCHS

Folgende Fragen sollten Sie sich nun im Anschluss zu Ihrem Ernährungsplan stellen, um Ihr Essverhalten und Ihre Essgewohnheiten zu analysieren:

Wie war die Woche für mich? Habe ich vielleicht etwas anderes gegessen als sonst oder war alles wie „immer"? Ist sie also repräsentativ für mein Essverhalten?

Habe ich auch alles aufgeschrieben? Denken Sie daran, auch das Öl oder Fett zum Anbraten gehört in das Tagebuch genauso wie die Kugel Eis in der Mittagspause oder das Bier nach Feierabend.

Fallen Ihnen vielleicht irgendwelche Muster auf, die sich wiederholen? Natürlich ist dies bei nur einer Woche etwas schwierig. Aber vielleicht essen Sie jeden Morgen ein bestimmtes Müsli oder Sie knabbern abends bei Ihrer Lieblingsserie noch eine Handvoll Nüsse? Naschen Sie vielleicht regelmäßig nach einer Mahlzeit, weil Sie Lust auf Süßes verspüren?

Wie viele Mahlzeiten nehmen Sie am Tag ein? Sind sie regelmäßig verteilt oder lassen Sie vielleicht aus Zeitgründen morgens das Frühstück ausfallen, um sich um 10 Uhr dann schnell in der Bäckerei noch was zu besorgen?

Auch den Befindlichkeiten und den Beschwerden sollten Sie sich genauestens widmen. Vielleicht entdecken Sie Zusammenhänge zwischen speziellen Nahrungsbestandteilen und dem Auftreten von immer den gleichen Symptomen? Aber es ist auch wichtig zu schauen, ob man nach einer Mahlzeit sich wirklich satt gefühlt hat oder ob man überhaupt davor Hunger hatte. Vielleicht erkennen Sie, ob Sie eher aus Langeweile heraus zu etwas Essbarem greifen oder ob Sie diszipliniert bei gesunden Mahlzeiten und Snacks bleiben. Wenn man zusätzlich die Laune notiert hat, kann man auch erkennen, ob man vielleicht aus Frust oder aus Sorgen heraus isst.

Welche Nahrungsmittel vermitteln Ihnen ein positives Gefühl und bei welchen fühlen Sie sich eher schlecht, zum Beispiel müde oder gebläht.

Wenn man nun noch auf die Bewegung achtet, kann man auch einen Zusammenhang zwischen dem Hungergefühl und der

Nahrungsaufnahme herstellen. Vielleicht haben Sie einen eher ruhigen Bürojob mit wenig Bewegung oder sind als Krankenpfleger den ganzen Tag auf den Beinen?

Im letzten Schritt der Auswertung muss man nun noch die Nahrungsmittel aufgrund ihres Puringehalts einteilen in a) geeignete und b) weniger geeignete zur Gichtbehandlung und die aufgenommene Purinmenge ermitteln.

Dies erfordert schon ein wenig Geduld, bis man sich darin eine kleine Gewohnheit angeeignet hat. Einen kleinen Überblick habe ich Ihnen schon weiter vorn im Buch gegeben. Ausführliche Listen findet man im Internet, zum Beispiel bei der Deutschen Gichtliga (www.Gichtliga.de). Dort kann man in speziellen Tabellen nachschauen, wie viel Gramm Purine in 100 g des Nahrungsmittels enthalten sind bzw. wie der Harnsäureäquivalenzwert ist. Aus 1 Milligramm Purin werden 2,4 Milligramm Harnsäure im Körper gebildet. Wenn man auf eine gichtarme Ernährung achten möchte, sollte man maximal 500 Milligramm Harnsäure am Tag, besser wären 300 Milligramm, mit der Nahrung aufnehmen.

Aber wie benutzt man nun solche Listen und ermittelt den Harnsäurewert pro Tag? Eins vorweg: Im Rahmen der purinarmen Ernährung ist es nicht so wichtig, auf die absolut korrekten Mengen zu achten. Anders als bei der Diabetes-Ernährung zum Beispiel, bei der man genauestens den Insulinbedarf ermitteln muss, gilt es hier grob gesagt nur, sich begreiflich zu machen, wie die Zusammensetzung der eigenen Nahrung ist und welche Purinbomben sich darin verstecken.

Um den durchschnittlichen Puringehalt Ihrer Mahlzeiten nun zu bestimmen, erstellen Sie sich am besten auch eine Liste in Tabellenform und tragen nun alle Arten von Nahrungsmitteln mit der jeweiligen ungefähren Mengenangabe ein, die Sie pro Mahlzeit in der Woche zu sich genommen haben. Dabei müssen Sie Wiederholungen nicht aufzeichnen, es geht jetzt erst einmal darum, ein Gespür für die Art und die Menge der Lebensmittel auf Ihrem Speiseplan und die entsprechenden Harnsäuremengen zu entwickeln. Abschließend nehmen Sie die Übersichtslisten mit den Purin- bzw. Harnsäuregehalten zur Hand und tragen die entsprechenden Werte ein. Eine gängige Einheit ist dabei die Harnsäuremenge in Milligramm pro

100 g Nahrungsmittel. Zur Erinnerung, aus 1 Milligramm Purinen entstehen 2,4 Milligramm Harnsäure. Möchte man also den Harnsäurewert wissen, muss man die Purinmenge mit dem Faktor 2,4 multiplizieren, und umgekehrt kann man natürlich auch vom Harnsäurewert durch Teilen mit dem Faktor 2,4 auf den Puringehalt zurückrechnen. Alternativ gibt es auch Online-Purinrechner, in denen man die Menge des Nahrungsmittels eintragen kann und anschließend den Harnsäurewert angezeigt bekommt. Anhand Ihrer Tabelle können Sie nun auch ausrechnen, wie viel Harnsäure Sie pro Tag in etwa zu sich nehmen. Liegt der Wert über 300 bzw. 500 Milligramm, sollten Sie Ihre Ernährung anpassen.

Hier zur Veranschaulichung ein kurzes Beispiel dafür, wie Sie solch eine Berechnung durchführen: Nehmen wir einmal an, Sie haben zum Mittagessen 150 g Schweineschnitzel, 100 g Brokkoli und 100 g gekochte Nudeln als Beilagen zu sich genommen und dazu noch 250 ml Apfelsaftschorle getrunken. Dann sähe die Rechnung folgendermaßen aus:

100 g Schweineschnitzel enthalten laut Liste 88 Milligramm Purine, 150 g Schnitzel enthalten

somit 88 Milligramm plus 44 Milligramm, also schon stattliche 132 Milligramm. Verrechnet mit dem Faktor 2,4 erhält man den entsprechenden Harnsäurewert 316,8 Milligramm.

Nun zum Brokkoli, der enthält laut Liste in der Menge von 100 Gramm nur 22 Milligramm Purin. umgerechnet sind dies 52,8 Milligramm Harnsäure. Fehlen aber noch die Nudeln. 100 Gramm gekochte Nudeln aus Hartweizengrieß enthalten 11 Milligramm Purine, umgerechnet also 26 Milligramm Harnsäure. Ein Glas Apfelsaftschorle schlägt mit rund 8 Milligramm Harnsäure zu Buche. Zählt man nun die ermittelten Harnsäurewerte zusammen, kommt man bei dieser Mahlzeit allein schon auf einen Gesamt-Harnsäurewert von 403,6 Milligramm! Dieser Wert liegt schon über der geforderten maximalen Menge von 300 Milligramm pro Tag bei einer gichtarmen Ernährung im Rahmen akuter Gichtanfälle!

Und über den Tag verteilt nimmt man dann auch noch weitere Purinquellen auf. So können sich schnell ziemlich hohe Summen aufaddieren.

DIE EIGENE ERNÄHRUNG ANPASSEN

Auch, wenn Sie das Führen eines Ernährungstagebuchs und die anschließende Auswertung schon Zeit und eine gewisse Motivation und Überwindung gekostet haben, kommt nun leider der schwierigste Teil, die Ernährungsumstellung. Aber mit dem festen Willen, Ihre Gichtprobleme auf natürliche Weise in den Griff zu bekommen, werden Sie sicherlich auch diesen Schritt erfolgreich meistern!

Sie haben sich nun einen Überblick darüber verschafft, wie Ihre Essgewohnheiten sind, welche Nahrungsmittel sie bevorzugen und in welchen ungefähren Mengen und Abständen Sie diese zu sich nehmen. Sie können sie in geeignete und nicht geeignete Lebensmittel einteilen und wissen, wie Sie den Purin- bzw. den Harnsäurewert bestimmen können. Vielleicht haben Sie entdeckt, dass Sie doch oft auf tierische Fleisch- und Wurstprodukte zurückgreifen, obwohl Sie eigentlich auch gern Gemüse und Milchprodukte mögen, aber vielleicht einfach gewohnheitsgemäß diese weniger einkaufen oder weniger bei der

Zubereitung Ihrer Speisen einsetzen. Sicherlich beeinflussen Sie auch die Vorlieben Ihrer anderen Familienmitglieder, für die Sie vielleicht einkaufen und kochen. Hier geht es nun aber in erster Linie um Sie selbst. Sie sollten sich ehrlich mit Ihrer Ernährung und der nötigen Umstellung beschäftigen. Vielleicht motivieren Sie damit schon das eine oder andere Familienmitglied und können somit auch die gemeinsamen Mahlzeiten mit dem Ehepartner oder den Kindern schrittweise anpassen. Aus eigener Erfahrung weiß ich, dass dies nicht immer einfach ist und man am besten immer wieder regelmäßig gesündere Alternativen anbieten muss, bis diese irgendwann angenommen und zur Gewohnheit werden.

Ernährungswissenschaftler empfehlen für eine ausgewogene Ernährung ca. 50 Prozent Kohlenhydrate, 30 Prozent Fett (max. ein Drittel davon ungesättigte Fettsäuren) und 20 Prozent Eiweiß. Diese Empfehlung gilt für alle Menschen, auch bei einer Gichterkrankung. Es ist auf jeden Fall zu empfehlen, auf diese Zusammensetzung zu achten, denn oftmals verzehren wir viel zu viele Kohlenhydrate in Form von Beilagen wie Nudeln, als Brot oder Brötchen oder aber auch in Form von

Naschereien wie Keksen, Torten und Chips. Vermehrt sollte man auf eine ausreichende Versorgung mit Eiweißen achten. Natürlich, wie wir gelernt haben, bevorzugt aus pflanzlichen Quellen. Diese benötigt der Körper, um Muskeln aufzubauen bzw. sie zu erhalten. Muskeln verbrauchen auch in Ruhe Energie und dienen somit auch zur Normalisierung des Gewichts. Auf keinen Fall sollten Sie eine strenge Diät machen, da durch den vermehrten Zellabbau die Harnsäurekonzentration stark ansteigen kann.

Max. einmal am Tag sollte eine kleine Portion an tierischen Produkte wie Fisch, Fleisch, Wurst (nicht mehr als 100 g am Tag) auf dem Speiseplan stehen. Auf Innereien, wie gesagt, am besten ganz verzichten. Wenn möglich, essen Sie 5-mal am Tag eine Portion Gemüse oder Obst. Bei Gemüse muss man nur bei Hülsenfrüchten und einigen Kohlsorten etwas aufpassen.

Milchprodukte enthalten, wie schon erwähnt, so gut wie keine Purine und sind zudem eine gute Eiweißquelle. Auch Eier kann man bedenkenlos gekocht oder fettarm gebraten essen und auch bei den gängigen Kohlenhydraten wie Nudeln, Kartoffeln und Reis müssen Sie nicht sonderlich aufpassen. Nur, wenn man sein Gewicht im Auge behalten möchte, dann sollte man natürlich den Kaloriengehalt beachten. Wichtig ist zudem auf eine ausreichende Aufnahme von sogenannten Mikronährstoffen wie beispielsweise Vitamin C und E und wichtiger Mineralstoffe wie Eisen, Magnesium oder Zink zu achten. Aber wenn Sie die empfohlenen Mengen an Obst und Gemüse befolgen, sollte die Versorgung mit diesen wichtigen Stoffen kein Problem darstellen.

Schränken Sie, falls nötig, Ihren Verzehr von Süßigkeiten ebenfalls ein. Hier ist vor allem der meist hohe Gehalt an Fruchtzucker (Fruktose) das Problem, der in vielen Keksen, Schokoriegeln und weiteren Naschereien enthalten ist. Zu viel Fruktose kann die Harnsäureausscheidung im Körper mindern. Der natürliche Fruktosegehalt im Obst ist dagegen unbedenklich, wenn man es mit den Mengen nicht übertreibt.

Nun zum Thema Trinken: Wie zuvor schon erwähnt, ist es wichtig, dass Sie ausreichend Flüssigkeit zu sich nehmen (bitte bei Nierenproblemen auf die Anweisungen Ihres Arztes achten!). Ansonsten sollten es mindestens 2 Liter sein. Dabei aber auf Alkohol in größeren Mengen verzichten und Fruchtsäfte auf jeden Fall verdünnen.

Wie passen Sie nun aktiv Ihren Speiseplan an? Dazu sollten Sie sich überlegen, welche „guten" Nahrungsmittel Sie gern mögen und welche Sie daher in Zukunft relativ einfach vermehrt einsetzen könnten, da Sie Ihnen sowieso schon schmecken. Vielleicht mögen Sie gern Äpfel, aber nicht am Stück, da Ihnen die Schale vielleicht immer zwischen den Zähnen hängen bleibt? Dann schneiden Sie sich doch morgens den Apfel in Schnitze und nehmen Sie ihn vielleicht als gesunden Snack mit in das Büro. Oder Sie haben die Gewohnheit, abends vor dem Fernseher ein paar Nüsse zu knabbern? Dann wäre es besser, diese im Müsli oder als Zwischenmahlzeit einzusetzen, als abends noch zusätzliche Kalorien vor dem Schlafengehen zu konsumieren.

Welche Nahrungsmittel auf Ihrem Speiseplan gehören zu den „schlechten" und von welchen können Sie sich am einfachsten trennen? Vielleicht können Sie Ihr Fett zum Anbraten ganz einfach durch ein gutes Pflanzenöl ersetzen. Oder Sie ersetzen die 3,8-prozentige Milch im Frühstücksmüsli durch fettarme Sorten. Damit haben Sie schon einen relativ großen Schritt bei der Ernährungsumstellung getan.

Im nächsten Schritt geht es an die Zutaten, die Sie zwar gern mögen, aber von denen Sie nun wissen, dass Sie sie besser von Ihrem Speiseplan streichen oder zumindest seltener und in geringeren Mengen zu sich nehmen sollten.

Essen Sie zum Beispiel zwar gern (mageren) Käse, aber auch gern Wurst und diese liegt nun abends verführerisch mit auf dem Essenstisch? Natürlich könnte man nun konsequent die Wurst einfach weglassen oder man gönnt sich bewusst nur eine kleine Menge davon und genießt anschließend seinen Käse.

Sehr wichtig ist, finde ich, auch im Hinblick auf das Gewicht, die Portionsgrößen der einzelnen Mahlzeitkomponenten kritisch zu betrachten und zu hinterfragen, da diese, wie im Rechenbeispiel vorher gezeigt, einen ganz enormen Einfluss auf den Puringehalt der Mahlzeiten haben können. Versuchen Sie, sich eher an den Beilagen, wie Gemüse und Kartoffeln oder Nudeln, satt zu essen als am Schnitzel. Auch Rohkostsalate mit fettarmem Dressing, als Vorspeise oder Beilage gereicht, eignen sich hervorragend, um den Magen zu füllen und somit das Sättigungsgefühl schneller zu erreichen und weniger von der Hauptmahlzeit zu sich zu nehmen.

Wenn es ums Zubereiten von Speisen geht, dann ist das Selbst-Kochen mit natürlichen Zutaten besser, als auf Fertigprodukte zurückzugreifen oder sich schnell was vom Lieferservice kommen zu lassen. Der Vorteil dabei ist, dass man schon beim Einkaufen bewusst auf den Fettgehalt achten kann und sich purinreiche Lebensmittel schon gar nicht erst in den Einkaufskorb legt. Wenn man mag, kann man sich auch aus den zahlreichen Rezepten für eine Ernährung bei Gicht im Internet heraussuchen, die man vielleicht mal gern ausprobieren möchte. Der Vorteil dabei ist, dass sie einem dabei behilflich sind, schon mal anhand der Zutatenliste, ohne groß nachzudenken oder in Listen zu suchen, nur geeignete purinarme Lebensmittel zu besorgen.

ABSCHLIEẞENDE TIPPS ZUR UMSTELLUNG

Gehen Sie Schritt für Schritt vor. Lang eingespielte Gewohnheiten lassen sich meistens nicht über Nacht ändern. Suchen Sie sich einige Lebensmittel heraus, die Sie gern mögen und versuchen Sie, sie vermehrt in Ihren Ernährungsplan zu integrieren. Ich habe es mir zum Beispiel zur Gewohnheit gemacht, eine kleine Schale frisches Obst mit auf die Arbeit zu nehmen und somit meine Kaffeepause, welche ich zuvor immer zusammen mit einigen Keksen genossen habe, nun mit einem gesunden Snack zu genießen.

Gleichzeitig sollten Sie versuchen, die tierischen Fleisch- und Wurstwaren auf Ihrem Speiseplan nach und nach zu reduzieren und durch Alternativen auszutauschen. Vorsicht dabei aber vor Sojaprodukten. Sie enthalten auch relativ viele Purine.

Zu guter Letzt führen Sie Ihr Ernährungstagebuch weiter. So verlieren Sie nicht den Überblick über Ihre Ernährung und somit Ihr Ziel aus den Augen und können natürlich auch anhand des Beschwerdebilds erkennen, ob und in welcher Weise sich die Ernährungsumstellung auf Ihre Gesundheit auswirkt. Zur Motivation kann man sich hier kleine Zwischenziele setzen, welche relativ einfach und nach kurzer Zeit zu erreichen sind. Ich hatte mir vorgenommen, alle 2 Wochen mindestens 50 g Harnsäure durch eine Änderung in der Nahrungszusammenstellung einzusparen. Haben Sie das Ziel erreicht, freuen Sie sich und gönnen Sie sich eine kleine Freude. Vielleicht ein gutes Buch oder vielleicht haben Sie gefallen an einer Entspannungs-CD? Denn Stress ist ein bekannter Risikofaktor für eine Vielzahl an Erkrankungen. Er beeinflusst negativ die Verdauung und führt häufig zu einem schlechten Ernährungsverhalten.

Achten Sie auf ausreichend Bewegung. Sport ist in Maßen natürlich meistens gesund, aber auch ein extra Spaziergang am Abend oder in der Mittagspause fördert die Harnsäureausscheidung und somit die Gesundheit. Motivieren kann man sich zum Beispiel mit einem Schrittzähler, den man entweder auf seinem Smartphone installieren kann oder vielleicht schon in seiner Armbanduhr integriert hat. Vielleicht findet sich auch eine nette Kollegin oder ein Freund zum gemeinsamen Spazieren oder Joggen.

Ihre Nahrungsumstellung können Sie auch noch mit Naturheilmitteln, wie zum Beispiel Kräuterteemixturen, ergänzen. Sie wirken meist harnsäuresenkend und können Entzündungen lindern.

Des Weiteren kann man akute Gichtsymptome gut mit Bädern und Wickeln lindern. Dazu möchte ich Ihnen im nächsten Kapitel noch einige wertvolle Tipps und Anregungen geben, wie Sie Ihre Gichtsymptomatik zusätzlich zur Ernährungsumstellung noch weiter positiv beeinflussen können.

DER EINSATZ ALTERNATIVER NATURHEILMITTEL

In der Praxis sind schon seit Längerem einige Naturheilpflanzen und -mittel bekannt und in der Literatur beschrieben worden, weil sie die Harnsäurekonzentration im Blut senken und die Entzündungsreaktionen mildern sollen. Ich möchte Ihnen hier einige kurz vorstellen, da ich sie selbst erfolgreich ausprobiert habe.

1. Apfelessig

Apfelessig ist schon länger als natürliches Heilmittel bei vielen Erkrankungen bekannt und hat sich in seiner Anwendung bewährt. Ihm wird ein breites Wirkungsspektrum zugeschrieben und er ist durch seinen hohen Gehalt an vielen Vitaminen (zum Beispiel A, B1, B2, C und E) und

Mineralstoffen (wie Kalium, Natrium und Magnesium) in vielfacher Weise ein gesundes Lebensmittel. Er entsteht durch die Gärung von Apfelmost und wird zur äußerlichen und vor allem innerliche Anwendung vielfach eingesetzt. Zur Gichtbehandlung hat sich ein Trunk aus 2 TL Apfelessig in einem Glas Wasser bewährt, welches bevorzugt morgens vor dem Frühstück, aber auch vor fettreichen Hauptmahlzeiten getrunken werden sollte.

2. Kirschen

Kirschen haben eine harntreibende Wirkung und ihr positiver Effekt auf den Krankheitsverlauf hat sich in mehreren Studien schon gezeigt. Es gibt zahlreiche Präparate auf dem Markt, die vor allem die Montmorency-Kirsche enthalten. Aber auch der Verzehr einer Handvoll frischer Früchte über einen Zeitraum von mehreren Wochen soll eine positive Wirkung auf den Krankheitsverlauf haben. Allerdings sollte man wegen des hohen Fruktosegehalts auch nicht zu viel davon konsumieren.

3. Weizengras

Weizengras ist das grüne Gras der Weichweizen-
pflanze, bevor sich die Ähren bilden. Es ist gluten-
frei und somit auch bei Zöliakie, einer weiteren
Stoffwechselerkrankung, einsetzbar. Weizengras
hat sich durch seinen hohen Vitamin- und Mine-
ralstoffgehalt und dem hohen Anteil an Antioxi-
dantien, welche im Körper freie Radikale abfan-
gen, in jüngster Zeit zum sogenannten Superfood
entwickelt. Es soll sowohl in der Behandlung als
auch zur Prävention von Wohlstandskrankheiten
und im Kampf gegen Krebs wirksam sein. Zudem
soll es die Sehkraft stärken. Da es der Übersäuerung des Organismus entgegenwirken kann, was
bei vielen Gichtpatienten der Fall ist, wird es seit
einiger Zeit auch als Naturheilmittel in Form von
Säften, Pulvern und in Tablettenform vertrieben.
Erhältlich ist es zum Beispiel in Reformhäusern
oder über entsprechende Webshops im Internet.

4. Kräutertees

Brennnessel ist eine altbekannte Heilpflanze und
wird bei zahlreichen Erkrankungen aus dem rheumatischen Formenkreis sowie bei Harnwegsent-
zündungen als Therapeutikum eingesetzt. Ihre In-
haltsstoffe findet man auch in vielen

Kosmetikprodukten wie Shampoos und Cremes. Dabei werden sowohl die Blätter als auch die Stängel und Wurzeln der Pflanze eingesetzt. Brennnesselpflanzen enthalten sowohl harntreibende als auch schmerzlindernde und entzündungshemmende Substanzen. Daneben besitzen sie wichtige Mineralstoffe und Gerbstoffe. Etwa 4 Teelöffel der fein gemahlenen Pflanzenteile, welche man in Apotheken, Reformhäusern aber auch guten Drogeriemärkten erhält, werden als Teezubereitung mit ca. 150 ml kochendem Wasser übergossen und ca. 10 bis 15 Minuten ziehen gelassen. Anschließend seiht man den Aufguss über ein Sieb ab oder man verwendet gleich ein Tee-Ei oder spezielle Teebeutel zum selbst befüllen. Von diesen Teezubereitungen trinken Sie nun über den Tag verteilt 3 bis 4 Tassen.

Alternativ oder im Wechsel kann man auch auf Tee aus Birkenblättern oder Goldrutenkraut greifen. Man kann sich diese auch selbst mischen oder kauft schon fertige Mischungen im Handel.

Neben der Kühlung der Gelenke zur Schmerzlinderung kann auch Wärme in Form von Bädern und Wickeln dazu beitragen, den Schmerz und auch die Schwellung zu mindern. Bei einem akuten Anfall eignen sich dennoch kühlende Umschläge aus Quarkwickel oder essigsaurer Tonerde, z. B. Fango. Sie können den Quark und die Tonerde dabei in ein Tuch oder in einen kleinen Beutel bzw. Tüte einfüllen, verschließen und auf die schmerzende Stelle auflegen. Dies sollte allerdings nur maximal 10 Minuten lang geschehen. Auch ein mit Essigwasser, aus einem Teil Weinessig und 2 Teilen Wasser hergestellt, getränktes Tuch kann Linderung schaffen. Die Kälte lindert den Schmerz und die Schwellung zwar, kann allerdings auch das Ausfällen der Harnsäure wiederum verstärken, daher eignen sich auch wärmende Umschläge aus Tee. Hier sind besonders gut Teemischungen mit Kamille und Heublume geeignet. Füllen Sie dafür den losen Tee in einen kleinen Beutel und lassen Sie ihn in heißem Wasser liegen. Anschließend legen Sie den Beutel für ca. 30 Minuten auf das schmerzende Gelenk. Durch die Wärme wird die Auflösung der Uratkristalle gefördert und die Durchblutung angeregt. Probieren Sie am besten selbst aus, was Ihnen davon besonders guttut. Ob kühlende oder besser wärmende Umschläge für Sie geeignet sind, können Sie am besten beurteilen. Das Gleiche gilt für wärmende Fußbäder mit oder ohne Zusätze.

Hier möchte ich besonders das Natron-Fußbad erwähnen. Natürlich tut es auch einfach warmes Wasser. Mir tut das Natronbad allerdings immer sehr gut. Außerdem hilft es dabei, auch gleich noch Fußgeruch zu verhindern. Dafür lösen Sie 3 EL Backsoda oder Speisenatron in einer kleinen Schüssel mit warmem Wasser. Wenn Sie möchten, können Sie auch um den Wohlfühlfaktor noch zu erhöhen, einige Tropfen eines guten ätherischen Öls dazu geben. Rosmarinöl kurbelt dabei noch mehr die Durchblutung an und Latschenkiefer hilft, wenn man gleichzeitig eine verschnupfte Nase hat. Nun baden Sie Ihre Füße 20 bis 30 Minuten darin. Natron hat einen alkalischen pH-Wert, das heißt, er liegt über dem Wert 7. Natron soll durch die Haut die sauren Stoffwechselabfallprodukte aufnehmen können und somit dazu beitragen, den Blut-pH-Wert ausgleichen. In der Naturheilkunde wird Natron gern zur Entsäuerung des Körpers eingesetzt. Man kann es auch einnehmen. Vielleicht kennen Sie es bereits als gutes Hausmittel gegen Sodbrennen, da es die Magensäure neutralisiert. Man kann auch täglich ein Glas

Wasser, verrührt mit einem halben Teelöffel Natron, trinken um seinen Säure-Basen-Haushalt zu
unterstützen. Allerdings sollten Sie zur Sicherheit
die Einnahme mit Ihrem Arzt abklären.

Auf jeden Fall ist es ratsam, die Füße immer
schön warmzuhalten, vor allem im Winter. Auch
durch mangelnde Bewegung sind die Füße oftmals
noch kühler, als sie sonst schon sind, und dadurch
kann die Harnsäure wiederum verstärkt ausfallen.

Daneben gibt es noch zahlreiche weitere natürliche Nahrungs- und Heilmittel, welche bei
Gicht empfohlen werden. Diese würden hier den
Rahmen sprengen. Bei Interesse können Sie sich
gern im Internet oder in weiteren Ratgebern dazu
informieren, denn je mehr Sie selbst über die Erkrankung wissen und je mehr Sie lernen, Ihren
Körper und Ihre Ernährung zu verstehen, umso
besser werden Sie mit Ihrer Gichterkrankung le-
ben können.

Sie kennen sich nun hoffentlich sehr gut auf
dem Gebiet der Gichterkrankung aus. Sie wissen,
wie Sie selbst jede Menge dazu beitragen können,
den Gichtverlauf positiv zu beeinflussen. Ich wünsche Ihnen auf jeden Fall, dass Sie den einen oder
anderen Tipp aus dem Buch erfolgreich in Ihrem

Alltag umsetzen und integrieren können. Gerade das Ernährungstagebuch, finde ich, spielt dabei eine sehr wichtige Rolle. Auch im Hinblick darauf, dass die Ernährung bei sehr vielen weiteren Erkrankungen eine wichtige Rolle spielt und es deswegen ratsam ist, ein Gefühl für die richtigen Nahrungsmittel und die eigene Ernährung zu entwickeln. Ich hoffe, Ihnen hat der Ratgeber gefallen und vor allem geholfen. Ich wünsche Ihnen alles Gute, dass Sie gesund werden und auch bleiben!

Herstellung und Verlag:

BoD – Books on Demand, Norderstedt

ISBN: 9783756242092

© Markus Dahlmann 2022

1. Auflage

Kontakt: Psiana eCom UG/ Berumer Str. 44/ 26844 Jemgum

Covergestaltung: Fenna Larsson

Coverfoto: depositphotos.com

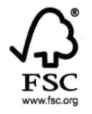